TRAITÉ

DE

THÉRAPEUTIQUE EXPÉRIMENTALE

OU

SYNTHÈSE CARACTÉRISTIQUE DES MÉDICAMENTS LES PLUS USUELS

PAR F. GOUT, D. M. P.

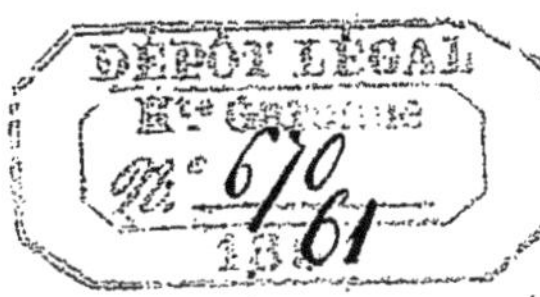

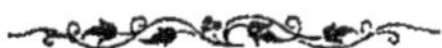

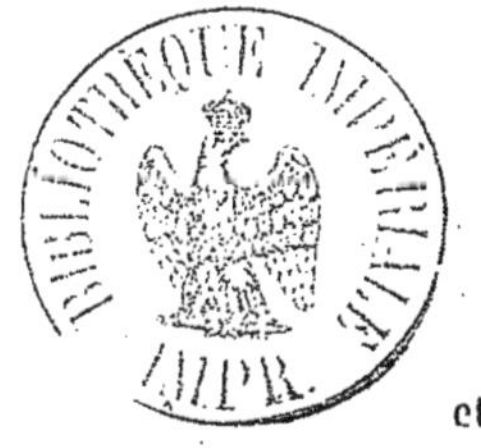

Naturam morborum curationes ostendunt.

HIPPOCRATE.

Il n'existe réellement dans la nature que des individus, et les genres, les ordres et les classes n'existent que dans notre imagination.

BUFFON.

PARIS

J.-B. BAILLIÈRE ET FILS

Libraires de l'Académie Impériale de Médecine

RUE HAUTEFEUILLE, 19.

LONDRES
Hipp. BAILLIÈRE, 219, Regent-Street,

NEW-YORK
Hipp. BAILLIÈRE, 290, Broadway.

MADRID

C. BAILLY-BAILLIÈRE, Calle del Principe, 11.

1861

UNIVERSO CORPORI MEDICO

MEDICISQUE SINGULIS

HOC OPUSCULUM DEDICANDO,

NOBIS SCIENTIÆ HUMANITATISQUE AMORE CONJUNCTIS,

CEU, VEXILLUM PRŒLUCEANT

HÆC PULCHRA DULCIAQUE GENTIUM APOSTOLI VERBA :

UNUM CORPUS ET UNUS SPIRITUS, SICUT VOCATI ESTIS

IN UNA SPE VOCATIONIS VESTRÆ : (1)

VIR PROBUS, ARTIS MEDENDI PERITUS, ATQUE CHARITATE CHRISTIANUS

SOLUS ERIT VERÈ MEDICUS,

AIT, SUOS INTER CONFRATRES MINIMUS ET HUMILLIMUS.

F. GOUT, *D. M. P.*

(1) Saint Paul. ad Ephes. cap. IV. v. 4.

ACONITUM NAPELLUS.

PATHOGÉNÉSIE DE L'ACONIT NAPEL.

Aconitum napellus ; aconit napel, de la famille des renonculacées (Jussieu), section des helléboracées, de la polyandrie trigynie (Linn.), plante vivace, herbacée, dont la tige glabre, rameuse, cylindrique, atteint de 80 centimètres à 1 mètre de hauteur ; se trouve principalement sur le sommet des Alpes, les montagnes du Jura, de la Suisse et les régions montagneuses de l'Europe centrale ou septentrionale. Les feuilles en sont pétiolées, divisées en 5 à 7 lobes, profondes et incisées, vert foncé en dessus, vert clair en dessous, brillantes des deux côtés; fleurs bleues en longs épis terminaux; calice nul, cinq pétales dont l'un supérieur forme le casque; deux nectaires pédiculés et recourbés, 3 à 5 capsules; 30 étamines environ, 3 pistils, ovaire à une loge polysperme; fruit formé de trois capsules allongées, s'ouvrant en dehors; sa racine est un rhizome noirâtre en dehors et blanc en dedans, qui par son volume et sa forme ressemble à un petit navet, d'où son nom napel, *napellus* diminutif de *napus*, navet. Son odeur, ainsi que celle du reste de la plante, et surtout les feuilles, est faible, mais nauséabonde, et leur saveur âcre et amère laisse sur la langue un sentiment de chaleur, de cuisson et une sorte d'engourdissement. D'après l'analyse chimique due à Pallas, à Trommsdorff, cette plante contient une substance alcaloïde déjà nommée *aconitine* par Braude, une matière huileuse noire, une matière verte analogue à celle du quinquina, de l'albumine, des malate, muriate et sulfate de chaux, de l'amidon et du ligneux.

C'est au commencement de la floraison, dans les mois de juin et de juillet, qu'on récolte l'*aconit sauvage*. On exprime le suc de l'herbe fraîche qu'on mêle avec égale partie d'alcool absolu de 95 p. 100, ce qui, après décantation, donne la *teinture-mère* dont on prépare ensuite les atténuations *s. m. f. hahn.* (1). Les doses usitées d'après *l'expérimentation pure*, sont la teinture-mère, la IIme, VIIIme, Xme Puissance).

1° Physiologie relative au Rhythme, aux effets essentiels et concomitants.

Les plus grands effets *d'acon.* se manifestent le MATIN, le SOIR, la NUIT, *après minuit* ; et ont pour caractère essentiel une douleur BRULANTE ; — *Déchirante*, (ou douleurs vives, tiraillements aigus) ; — *d'écartellement ; — produisant de la torpeur dans les parties affectées* ; — *d'excoriation* — *formicante* ; — INSUPPORTABLE ; — LANCINANTE ; — PULSATIVE ; — DE MEURTRISSURE OU DE BRISEMENT ; — ARDENTE INTERNE, EXTERNE ; — COMME PRODUITE PAR UN POIDS ÉNORME ; — TIRAILLANTE DANS LES PARTIES

1 Pour les atténuations suivantes, on peut employer l'esprit de vin à 60 ou 70 degrés.

EXTERNES ; — TIRAILLANTE DE HAUT EN BAS ; — *tiraillante dans les parties internes*, dans *les muscles*, les os ; — LANCINANTE DANS LES PARTIES INTERNES, *dans les muscles ;* — PRESSIVE DE DEDANS EN DEHORS; — PRESSIVE DANS LES PARTIES INTERNES, externes ; — *pressive et resserrante;* — PAR SECOUSSES DANS LES PARTIES EXTERNES ; — DE SERREMENT DANS LES PARTIES INTERNES ; — *tressaillante et de tiraillement dans les muscles.* Sensations : *d'âpreté* (rudesse) *dans les parties internes*, de BATTEMENT DANS LES PARTIES INTERNES; de FOURMILLEMENT DANS LES PARTIES EXTERNES, INTERNES ; DE MALAISE (physique générale) ; DE PÉTILLEMENT ; DE PESANTEUR DES PARTIES INTERNES, *externes ;* de PLÉNITUDE DANS LES PARTIES INTERNES ; DE SÉCHERESSE (dans les organes ordinairement humides.) : Sensation DE SOULÈVEMENT ; *de froid aux parties internes; d'une boule dans les parties internes ; Souffrances périodiques* [1].

1 Circonstances et conditions sous l'influence desquelles s'améliorent ou s'aggravent les effets d'aconit :

AMÉLIORATION : PAR L'AIR CHAUD ; PAR LA CHALEUR EN GÉNÉRAL ; *en se réchauffant;* DANS L'OBSCURITÉ ; A L'AIR LIBRE. PAR UN TEMPS HUMIDE. EN SE DÉCOUVRANT. EN DÉCOUVRANT LA TÊTE. Les aliments froids. PAR LE VIN. *Assis*, — DROIT. *En s'asseyant.* COUCHÉ SUR LE COTÉ DROIT, — SUR LE DOS ; — *sur le côté non malade. Après s'être levé de son lit. En marchant à l'air libre; en descendant.* En fermant les yeux. PENDANT L'EXPIRATION. *Après la transpiration.* A la suite des vomissements.

AGGRAVATION : DANS L'HIVER, — Le printemps. *Dans la chambre chaude ; par l'échauffement.* PAR LE FROID EN GÉNÉRAL ; par L'AIR FROID ; *en devenant froid.* PAR LA LUMIÈRE EN GÉNÉRAL, — *du soleil.* PAR LE BRUIT, — LA MUSIQUE. L'ODEUR TRÈS-FORTE. *Par un courant d'air;* PAR L'AIR DE LA CHAMBRE ; PAR UN TEMPS SEC. PAR UNE TEMPÊTE. DANS LE VENT. *Pendant un vent de nord*, — D'EST. ÉTANT EN TRANSPIRATION. VÊTEMENTS OU COUVERTURES CHAUDES. EN COUVRANT LA TÊTE. Abus du mercure ; — médicaments narcotiques. *Les aliments gras ;* — chauds ; — *doux. Fumée du tabac de pipe. Le vin.* ASSIS COURBÉ, PLOYÉ EN DEUX. *Couché au lit*, — SUR LE COTÉ GAUCHE, — SUR LE COTÉ MALADE ; — SUR LE COTÉ. PAR LE MOUVEMENT DES BRAS ; — *de la tête;* EN SE REDRESSANT. EN SE LEVANT DU SIÉGE, — DU LIT. EN SE RETOURNANT AU LIT. EN LEVANT LE BRAS. *Au commencement de la marche ; en montant;* EN SE COURBANT. LES ÉMOTIONS MORALES EN GÉNÉRAL : LES CONTRARIÉTÉS, — AVEC ANGOISSES; LA FRAYEUR; EMPORTEMENT ; *la colère*, les offenses. *En écrivant. Par la Déglutition.* APRÈS AVOIR BU. PENDANT L'INSPIRATION ; EN RESPIRANT PROFONDÉMENT, en éternuant, — *se mouchant. Par le rire.* PENDANT LA RESPIRATION — LA TOUX. PAR L'ATTOUCHEMENT. *Par une transpiration arrêtée.* PENDANT, — APRÈS LE SOMMEIL. SUITES D'INDIGESTION, — DE REFROIDISSEMENT, — *de la répercussion des exanthèmes*, — D'ivresse, — de vomissements.

2° Psychologie.

ANXIÉTÉ MORALE, *Désespoir.* HUMEUR IRRITÉE. MÉCHANCETÉ *Morosité, mauvaise humeur.* TRISTESSE. INTELLECT AFFECTÉ EN GÉNÉRAL. Aliénation mentale. Perte de connaissance. Délire. EXTASE. DISTRACTION. HALLUCINATION. *Amnésie.* EMBARRAS DE LA TÊTE. VERTIGE, Obnubilation. *Grande agitation et jactation avec angoisses; exaspération, cris, pleurs, plaintes, gémissements et reproches. Appréhension et crainte d'une mort prochaine. Grande disposition à se fâcher, à s'effrayer; délire principalement la nuit.* Inquiétude sur sa maladie et désespoir de la guérison.

3° Affinité plus spéciale à certains tempéraments et constitutions.

L'aconit convient spécialement aux personnes PLÉTHORIQUES, NERVEUSES, BILIEUSES, d'un caractère vif, colérique, aux sujets ayant les yeux et les cheveux bruns ou noirs, le teint fortement coloré, aux jeunes gens (et surtout aux jeunes filles) d'un tempérament sanguin, et menant une vie sédentaire. Il trouve également son indication chez les ENFANTS, *même ceux qu'on allaite*; chez les FEMMES EN GÉNÉRAL, — enceintes, — en couches, et chez les individus qui font excès de liqueurs alcooliques. *Les suites fâcheuses résultant d'une frayeur, avec indignation,* d'une colère, *d'un refroidissement dans un froid sec* (vent d'EST) ou par un courant d'air, indiquent souvent l'emploi thérapeutique d'aconit.

4° Généralités cliniques.

Les états morbides qui semblent spécialement rentrer dans la sphère d'action *d'aconit* prédominent dans LES PARTIES INTERNES et occupent plus particulièrement LE COTÉ GAUCHE DU CORPS, et, selon l'homœopathicité de ses symptômes, il peut trouver son indication thérapeutique *dans certains cas* des affections *dénominatives* suivantes telles que : APOPLEXIE, — SANGUINE; AGITATION PHYSIQUE; TITUBATION. (Chancellement en marchant); CONGESTIONS GÉNÉRALES (orgasme), — PARTIELLE; CONSTRACTURE DES PARTIES INTERNES; *crampe des muscles en général; craquement des articulations; grande* DISPOSITION AUX REFROIDISSEMENTS; ÉRÉTHISME NERVEUX, — *physique* (très-grande irritabilité); FAIBLESSE DES ARTICULATIONS, — *nerveuse*, — *musculaire du corps;* GONFLEMENTS EN GÉNÉRAL; — INFLAMMATOIRE, — *des parties malades*; HÉMORRHAGIES; RÉPUGNANCE TRÈS-GRANDE A SE DONNER DU MOUVEMENT; *hydropisie externe* (anasarque), — *interne*

(ASCITE HYDROHORAX); *ictère;* INFLAMMATION DES PARTIES EXTERNES et INTERNES; INFLAMMATION DES MEMBRANES MUQUEUSES; IMMOBILITÉ DES PARTIES MALADES; LIPOTHYMIE (défaillance); MALAISE PAR ACCÈS; *meurtrissures*; *dyscinésie* (mouvement difficile); ROIDEUR DES MUSCLES; NOIRCISSEMENT DES PARTIES EXTERNES; OEDÊME (bouffissure). PARALYSIE DES MEMBRES, PARALYSIE DES ORGANES (partielle), — DES PARTIES INTERNES; PLÉTHORE; POLYCHIMIE; SENSIBILITÉ TRÈS-GRANDE A LA DOULEUR (Hypéresthésie); SÉCHERESSE DES PARTIES INTERNES ORDINAIREMENT HUMIDES; *soubresauts* (sursauts); *tremblements des parties externes*: *inflammations locales aigües; inflammations rhumatismales et arthritiques avec gonflement;* MILIAIRE POURPRÉE; ROUGEOLE (morbilli); *inflammations érysipélateuses*; *fièvre inflammatoire*, même avec symptômes bilieux ou nerveux; fièvre catarrhale avec caractère inflammatoire; *aliénation mentale avec idées fixes d'une mort prochaine; congestions cérébrales avec vertiges*; *céphalalgies congestives; encéphalite*; *ophthalmies aiguës*, même celles par l'introduction d'un corps étranger; *prosopalgies et odontalgies congestives* ou nerveuses; *angines aiguës*, phlegmoneuses ou catarrhales; dentition difficile, avec fièvres. *Souffrances bilieuses;* vomissements des femmes enceintes ou hystériques; HÉPATITE; *orchite*, à la suite d'une gonorrhée; *fleurs blanches; hernies incarcérées; croup*, *première période;* coqueluche, première période; laryngite, bronchite aiguës; *pleurésie; palpitations de cœur;* asthme de millar; affections du cœur; *accès de douleurs avec soif et rougeur des joues;* chûte rapide et générale des forces; *accès d'évanouissement*, principalement en se redressant de la position couchée; *malaise comme par suite d'une transpiration supprimée* ou par suite d'un refroidissement (VENT D'EST), avec mal à la tête, bourdonnement d'oreilles, rhumes de cerveau, pneumonie, coliques etc, etc.

INDIVIDUALITÉS CLINIQUES. Appareil de relation (tête). Cavité cérébrale en général: RÉGION CORONALE; — *temporale; — occipitale; hémicranie gauche. Cheveux en général*, — *bruns.* PAUPIÈRES EN GÉNÉRAL: FACE INTERNE PALPÉBRALE. GLOBE DE L'ŒIL EN GÉNÉRAL: CONJONCTIVE; *cornée; iris contractée*, — DILATÉE; *épiphora. Regard fixe*, *obscurcissement*, *perte momentanée de la vue; amblyopie*, — périodique; PHOTOPHOBIE, RECHERCHE DE LA LUMIÈRE (effets alternants). *Sensibilité*, *acuité de l'ouïe; paracusie*, *bourdonnement.* Cavité nasale en général: SOMMET DU NEZ; EPISTAXIS, sang noir. *Acuité*, SENSIBILITÉ DE L'ODORAT. TEINT ROUGE, — ROUGE ÉRYSIPÉLATEUX, — ROUGE BLEUATRE, — JOURNALIER, CHANGEANT — *jaune*, — *bleuâtre*; *gonflement*, *bouffissure de la face.* YEUX PROÉMINENTS (prophthalmie); *gonflement du nez; taches rouges circonscrites des joues.* siéges des sensations: *pommettes, joues, mâchoire inférieure, articulation maxillaire, lèvre supérieure.*

Appareil digestif. Cavité buccale et ses organes en général (STOMATOSIE): *Voile du palais;* LAUCANOSIE (gosier); GLOSSONOSE (Langue). ENDUIT DE LA LANGUE, *sialaporie;* DIPSIE (soif), *fétidité de la bouche*, désirs de BIÈRE, *d'eau-de-vie*, *de vin.* ALTÉRATION DU GOUT EN GÉNÉRAL: GOUT AMER; — DOUCEATRE; — PUTRIDE; — fade; ageusie. *Ereuxie.* NAUSÉES. *Malaise dans l'estomac; — dans la poitrine*; — dans la gorge. SENSATION DE MOLLESSE, D'AFFADISSEMENT DE L'ESTOMAC. VOMISSEMENTS BILIEUX, AMER; — DE MUCOSITÉS; — DE SANG (hématémèse); — DE VERS (Lombries); — *d'eau*, — *de boissons ingérées.* GASTROSE. HYPOCONDRES DROIT ET GAUCHE. HÉPATOSE; splénose; *entéronose*; ÉPIGASTRE, OMPHALONOSE. *Physanosie: Émission de flatuosités très-chaudes.* DIARRHÉE; BESOIN PRESSANT D'ÉVACUER SANS RÉSULTAT. *Constipation. Évacuation de qualité très-âcre*, — *de quantité peu abondante*, — DE LOMBRICS. *Épiphénomènes avant, pendant*, après *la selle. Anus*; Hémorrhoïdes. Rectum.

Appareil génito-urinaire. URINE FONCÉE; — *sanguinolente*; — CHAUDE, BRULANTE. *Sédiment en général* (hypostase): — ROUGEATRE; — *sanguinolente*; — sablonneux. BESOIN D'URINER EN GÉNÉRAL: ÉMISSION PEU ABONDANTE, — *trop abondante*, — TRÈS-RARE; — très-fréquente; — *involontaire la nuit au lit.* ISCHURIE. ÉPIPHÉNOMÈNES PENDANT L'ÉMISSION DE L'URINE. CYSTONOSIE (vessie), urètre. Arrhenosie (parties viriles en général). *œodonosie* (parties sexuelles de la femme): *oophoronose* (ovaires). RÈGLES EN RETARD; — *de trop longue durée*; — *trop faibles*; — abondantes. MÉNOSTASIE (suppression des règles). Règles en retard chez les jeunes filles. Couleur foncée de la sécrétion mensuelle. ÉPIPHÉNOMÈNES A L'APPARITION DES RÈGLES, — pendant les règles. *Métrorrhagie.* Avortement; odinalgie. Leucorrhée; — *jaune*, — visqueuse.

Appareils respiratoire et hématosique. Coryza fluent, — sec. Sécrétion de *couleur jaune*, de qualité *épaisse*, — *muqueuse*, purulente, — sanguinolente, — visqueuse. Errhinie. Symptômes concomitants. Épiphénomènes. Respiration (Pneumanosie): RESPIRATION COURTE; — ACCÉLÉRÉE; — *profonde*; — inégale; — lente. DYSPNÉE; ORTHOPNÉE. Apnée. *Respiration bruyante* (sans râle); — SUSPIRIEUSE; — *haletante*; — *râlante*, (râle muqueux). HALEINE CHAUDE, *fétide.* — SYMPTÔMES CONCOMITANTS. ÉPIPHÉNOMÈNES. TOUX

EN GÉNÉRAL : TOUX SANS EXPECTORATION ; — avec expectoration ; — *avec expectoration le jour, la nuit sans expectoration* ; — *avec expectoration le matin*, couleur de l'expectoration : — *Blanche* — JAUNE, — saveur *douceâtre*, — amère, — *putride* : nature de l'expectoration : muqueuse, — purulente, — visqueuse, épaisse, tenace : HÉMOPTYSIE EN GÉNÉRAL : sang d'une couleur foncée, — en forme de stries. ÉPIPHÉNOMÈNES DE LA TOUX ET SYMPTOMES CONCOMITANTS. LARYNX. TRACHÉE-ARTÈRE. Aphonie. VOIX CREUSE, *mélamphonie*. CAVITÉ THORACIQUE (stéthonosie) : CŒUR ET RÉGION DU CŒUR ; BATTEMENTS DE CŒUR, — AVEC ANXIÉTÉ, — INTERMITTENTS. Vaisseaux sanguins : BATTEMENTS, inflammation; *Sensation comme si la circulation s'arrêtait* ; POULS ALTÉRÉ EN GÉNÉRAL, — INTERMITTENT, — INÉGAL, — TRÈS-ACCÉLÉRÉ, — PLUS ACCÉLÉRÉ QUE LES BATTEMENTS DU CŒUR. POULS GRAND, — PETIT, — DUR, — SOUPLE, — INSENSIBLE.

Tronc appareil locomoteur. — Cou. Surface externe du thorax. Partie supérieure de la poitrine. Glandes mammaires ; mamelons : GALACTOPLÉROSIE (sécrétion abondante du lait). Surface externe de l'abdomen : Creux de l'estomac. NUQUE ; *Omoplates ;* RACHINOSIE (dos) ; SACRUM. Extrémités supérieures ; os, *articulations en général :* ÉPAULE; AVANT-BRAS ; ARTICULATION DE LA MAIN ; MAIN EN GÉNÉRAL ; PAUME DE LA MAIN ; *doigts*. Extrémités inférieures : *articulations en général* : — *coxo-fémorale ; région coxo-fémorale en général ; Articulation fémoro-tibiale ;* JAMBES ; *articulation du pied* ; pied ; plante du pied.

Dermatoses. — Couleur de la peau : *Jaune*, — ROUGE. Qualité de la peau : DESQUAMATION, *enflure extérieure, en général*, — ŒDÉMATEUSE, — ROIDE, — SÈCHE, — VISQUEUSE. Température de la peau : ARDENTE, BRULANTE ; ÉLANCEMENTS BRULANTS ; *froid externe ;* CHALEUR ET SÉCHERESSE DE LA PEAU. EXANTHÈME EN GÉNÉRAL : — FURFURACÉ, — *qui cause des élancements*. Formes nosologiques des dermatoses : BOUTONS EN GÉNÉRAL (forme papuleuse) ; ÉRISYPÈLE ; DERMATITE (inflammation) ; MILIAIRE, — POURPRÉE, — AVEC SCARLATINE ; *Piqûres d'insectes ;* ROUGEOLE *(morbilli) ; scarlatine*, — AVEC GONFLEMENT ; URTICAIRE (fièvre ortiée, forme érythémoïde) ; *varioloïde ; varicelle ; varicelle conoïde*. Taches acarpodermoses : *Rouges*, — comme du feu. PRURIT BRULANT, — FOURMILLANT, — *lancinant*, — *qui n'est pas soulagé par le frottement*. Phymatologie : TUMEUR BRULANTE, — INFLAMMATOIRE, — *aux parties malades*. ULCÈRES INFLAMMATOIRES ; — *avec battements*, — *fourmillants*, — lancinants, — avec *suppuration jaunâtre*. Annexes de la peau : SENSATION COMME SI ON ÉTAIT TIRÉ PAR LES CHEVEUX.

Adénoses : *Douleur des glandes en général* : *fourmillement* ; INFLAMMATION ; *tuméfaction*, *tumeur en général* : — CHAUDE, BRULANTE, — *douloureuse*, — TUMEUR ENFLAMMÉE. Ostéoses : INFLAMMATION. Ostéalgies : Lancinante et tiraillante ; Élancement ; Sensation de fourmillement.

Baillements, sommeil, rêves et fièvres. — *Baillements en général*, — avec pandiculations. SOMNOLENCE LE JOUR, — APRÈS MIDI. *Causes et épiphénomènes de la somnolence.* Positions pendant le sommeil : Les mains sous la tête ; — *sur le dos* ; — sur les côtés. *Sommeil agité*, — ANXIEUX, — NON RÉPARATEUR ; COMA VIGIL (Typhonie) ; ÉPIPHÉNOMÈNES DU SOMMEIL. INSOMNIE EN GÉNÉRAL ; — AVEC ENVIE DE DORMIR, — *après minuit* ; *causes de l'insomnie.* RÊVES ANXIEUX, — *continuant après le réveil*, — VIFS, — *contrariants*, — *confus*, — *fatiguant l'esprit.*

Fièvres : HORRIPILATIONS EN GÉNÉRAL : — *partielle. Frissons* : — *partiels*, — *intérieurs*, FRISSONS AVEC SOIF, — AVEC GRELOTTEMENT, — AVEC TREMBLEMENT ; ÉPIPHÉNOMÈNES DES FRISSONS. *Froid* : — PARTIEL ; *sensation de froid à l'intérieur.* CHALEUR EN GÉNÉRAL : — EXTÉRIEURE, — INTÉRIEURE ; CHALEUR PARTIELLE, — PARTIELLE EXTÉRIEURE, — PARTIELLE INTÉRIEURE ; CHALEUR ANXIEUSE, — SÈCHE ; CHALEUR AVEC SOIF, — AVEC DÉSIR DE SE DÉCOUVRIR, — avec répugnance à se découvrir. ÉPIPHÉNOMÈNES DE LA CHALEUR. SUEUR EN GÉNÉRAL : — PARTIELLE, — à la partie postérieure du corps, sueur avec angoisses, — *froide*, — GLUANTE, — sueur d'odeur étrange, — d'odeur acide ; SUEUR AVEC SOIF ; ÉPIPHÉNOMÈNES DE LA SUEUR. FIÈVRES COMPOSÉES DE FRISSONS, PUIS CHALEUR ; — DE FRISSONS ET EN MÊME TEMPS CHALEUR ; — DE FRISSONS A L'INTÉRIEUR, CHALEUR A L'EXTÉRIEUR ; — *de frissons à l'extérieur*, *chaleur à l'intérieur* ; — DE FRISSONS, PUIS CHALEUR AVEC SUEUR ; — *de chaleur avec sueur* ; — *de chaleur alternative avec frissons.* — D'horripilations avec sueur. *Souffrances* avant, *pendant la fièvre.*

5° Sphère élective d'action sur certaines parties de l'organisme.

COTÉ GAUCHE.

Intérieur et extérieur de la tête. OEIL. *Oreille.* Face. *Dents. Bouche et gorge.* Hypocondre. *Ventre. Cou et nuque.* POITRINE. REIN. Partie supérieure du corps. PARTIE INFÉRIEURE DU CORPS. *Parties du corps en général.*

COTÉ DROIT.

Intérieur de la tête. *OEil.* OREILLE. NEZ. Face. HYPOCONDRE. PARTIES GÉNITALES. *Poitrine.* Rein. *Partie supérieure du corps. Partie inférieure du corps.* Parties du corps en général.

Sacrum. *Bas gauche.*
Haut droit.

Affinité médicamenteuse : BELL. BRY. CANTH. CHAM. MERC. RHUS. ARN. ARS. COFF. LYC. MILLEF. N.-VOM. OP. PHOPH. PH. — ACD. PULS. SEP. SULPH. VALER. DULC. GRAPH. RUTA. VERATR. COCC. CANN. CROC. CON. *Spig. Spong.* Anac. Anti-crud. Hep. Ipec.

Antidotes : *Acetum. Coff. Vinum.* Cham. N. : Vom. Veratr.

RÉSUMÉ ANALYTIQUE. — Au côté droit de la ligne médiane, nous voyons l'aconit agir d'une manière particulière sur l'HYPOCONDRE, L'OREILLE, le NEZ, les PARTIES GÉNITALES, tandis qu'au côté gauche de l'organisme son action est plus générale et plus spéciale sur l'ŒIL, la POITRINE, le REIN, la PARTIE INFÉRIEURE DU CORPS, l'*intérieur et* l'*extérieur de la tête*, l'*oreille*, les *dents*, la *bouche* la *gorge*, le *cou*, la *nuque*, l'*abdomen* et les *parties du corps en général*. Son maximum d'effets a lieu le MATIN, le SOIR, la NUIT, caractérisé par une douleur LANCINANTE, PULSATIVE, DÉCHIRANTE, TIRAILLANTE DE HAUT EN BAS, PRESSIVE DE DEDANS EN DEHORS, etc. ; avec sensations : de BATTEMENTS INTÉRIEURS — de FOURMILLEMENT DANS LES PARTIES EXTERNES, INTERNES, — de PESANTEUR, — de PLÉNITUDE INTÉRIEURE, etc. LA CHALEUR EN GÉNÉRAL, L'OBSCURITÉ, UN TEMPS HUMIDE, le DÉCUBITUR DORSAL, OU LATÉRAL DROIT, L'EXPIRATION, etc., améliorent ses symptômes, tandis que le FROID EN GÉNÉRAL, le BRUIT, *le mouvement*, l'INSPIRATION PROFONDE, l'ATTOUCHEMENT, etc., les aggravent. Une ANXIÉTÉ MORALE, une *grande disposition à se fâcher*, *à s'irriter*, *Une grande agitation et jactation*; *exaspération*, *cris*, *plaintes*, *gémissements* ; *appréhension et crainte d'une mort prochaine*, ou inquiétude sur sa maladie ou désespoir de sa guérison; la recherche de la solitude, une *fausse appréciation de la durée du temps*, etc., etc., sont autant d'effets psychologiques résultant de l'action de l'aconit; ce médicament convient plus particulièrement au *tempérament sanguin*, aux sujets PLÉTHORIQUES, jeunes, nerveux, d'un *caractère vif*, *colérique*, etc.

Il faut, dit Hahnemann, que les états morbides primaires auxquels on croit pouvoir opposer l'aconit, présentent dans l'ensemble de leurs principaux symptômes une analogie frappante avec ceux de ce médicament [1], qui est le premier et le plus puissant de tous les moyens curatifs dans le croup, dans plusieurs espèces d'angine, de même que dans les inflammations *localisées* et aiguës des autres parties du corps, là surtout, où, avec de la soif et un pouls fréquent, on rencontre une impatience inquiète, une agitation que rien ne peut calmer, et une gesticula-

1. Il faut surtout avoir égard aux symptômes moraux.

tion semblable à celle qui caractérise l'action de ce médicament, qui est indispensable chez les femmes qui ont éprouvé de la frayeur ou des contrariétés pendant les règles ; car il arrive souvent au flux menstruel de s'arrêter d'une manière même subite, sous l'influence d'une pareille secousse morale. Dans la *rougeole*, le *pourpre miliaire*, les *fièvres inflammatoires avec pleurésie*, les fièvres dites *inflammatoires pures*, l'efficacité de cette plante tient presque du miracle, pourvu que le malade s'abstienne de tout autre médicament, même des acides végétaux, et observe un régime un peu rafraîchissant. En raison de la courte durée de l'action de ce médicament (qui ne se prolonge point au-delà de quarante-huit heures), l'aconit paraît ne pouvoir être utile que dans les cas aigus; cependant il n'en est pas moins aussi un remède indispensable dans les affections chroniques les plus opiniâtres, dans celles où l'état du corps réclame une diminution de ce que l'on nomme la *rigidité de la fibre* [1]. Les acides végétaux et le vin détruisent les effets de cette substance. Le même résultat a lieu de la part d'autres médicaments qui correspondent palliativement ou homœopathiquement aux symptômes fâcheux qu'il détermine parfois lorsqu'on en a pris une trop-forte dose, ou qu'il n'a point été choisi d'une *manière homœopathique* [2].

Les affections inflammatoires du cœur et des artères, et peut-être même de tout le système vasculaire sanguin rentrent plus que tout autre dans la sphère d'action de l'aconit.

L'histoire médicale d'aconit napel, bien que recommandé dans différentes maladies par Dioscoride et Pline, ne remonte pour nous qu'en 1762, ne sachant au juste la plante que les anciens désignaient ainsi. Stoerk de Vienne, le premier, expérimente sur lui-même l'action d'aconit, *à petite dose*. Il prit d'abord, le matin à jeun, six grains (30 centigr.) d'une poudre composée de deux grains d'extrait d'aconit (10 centigr.) et de deux Drachmes de sucre blanc (8 grammes environ), c'est-à-dire un dixième de grain d'extrait ; le second jour, il en prit un peu plus d'un septième de grain ; enfin, le troisième, un sixième de grain ne lui avait, assure-t-il, produit aucune espèce d'effet : *quarto mané, sumpsi grana viginti hujus pulveris ;* c'est-à-dire un tiers de grain Des sueurs générales eurent lieu, *Prœter consuetudinem toto die multum transpirare.* Ce tiers de grain fut repété le 5e, 6e et le 7e jour, et Stoerk continua de suer tous les jours. Le huitième, le quart de grain ne fut pas pris : point de sueurs. Le 9e, le 11e, le 12e et le 13e, Stoerk prit de nouveau cette dose *minime* (sic) d'extrait et sua tous les jours. Jai répété, *pendant les chaleurs du mois d'août*, dit M. Rayer [3], avec plusieurs de mes elèves l'expérience du médecin de

1. Mat. Méd. pure. T. I. 203.
2. *Loc. Cit.*
3. *Dict, de Med. et de Chir. prat.* t. 1er, p. 301.

Vienne, cinq d'entre nous ont pris pendant plusieurs jours, le matin à jeun, un quart, un demi grain, puis un grain d'extrait aqueux [1] d'aconit préparé avec le plus grand soin, par M. Guibourt, sans en éprouver d'effets appréciables. MM. Gaide et Bisson en ont poussé la dose jusqu'à douze grains, sans ressentir la plus légère moiteur. Que conclure du rapprochement de ces faits contradictoires ?

L'état de diaphorèse résultant de l'action physiologique d'aconit [2] me paraît gratuitement attribué à un sentiment de peur qui, d'après M. Rayer, n'aurait pas été étranger à l'idée du danger que l'auteur allemand croyait attaché à une semblable épreuve. Pour Stoerk, l'aconit devient *un sudorifique* ; pour M. Rayer serait-il donc une substance inerte ? La puissance délétère de l'aconit, chez l'homme surtout, est généralement reconnue, et les faits rapportés par Mathiole, Willis, Haller, Degland, ne permettent plus d'incertitude à cet égard; son action vénéneuse est beaucoup plus active et plus prompte chez les carnivores que sur les herbivores. Fouquier, qui s'est livré à de nombreuses expériences à l'hôpital de la Charité, a reconnu à l'aconit *une vertu diurétique évidente* (effet primitif ou alternant) et l'a employé avec succès contre les hydropisies passives. D'après M. Milne Edwards, l'action de ce médicament se porterait spécialement sur le cerveau et le système nerveux; quand on l'administre à haute dose, il agirait comme les poisons *narcotico-âcres* très-énergiques. Le fait est, qu'à l'autopsie des individus accidentellement empoisonnés par l'aconit, on a trouvé le cerveau et les ventricules gorgés de sérosité, les poumons et le cœur droit remplis de sang, l'estomac et l'intestin grêle très-enflammés.

Borda, Tommasini le préconisent dans la *pneumonie* ; on sait que les Rasoriens modernes en ont fait un *hyposhénisant vasculaire artériel* puissant. Le docteur Busch, de Strasbourg, et Baumes, en vantent les bons effets dans la première période de la *phthisie pulmonaire*.

Les idées antiphlogistiques, telles que l'école les comprend, et la croyance accréditée chez beaucoup de praticiens qui débutent dans l'étude et l'application de la *Loi de similitude*, que l'aconit est aux inflam-

1. Il n'est pas de médicament dont les effets soient aussi variables que ceux qui résultent de ce *modus faciendi;* quelle puissance dynamique peut conserver une substance même très-active qu'une préparation en quelque sorte *culinaire* soumet pendant des heures entières à l'action d'un feu plus ou moins ardent? Cela est si vrai, qu'en consultant l'article ALCOOLATURE de la pharmacopée de M. Guibout, ouvrage classique et justement estimé dans la science, l'auteur rapporte à Hahnemann le mérite de cette réforme dont il engage l'allopathie à faire son profit.

2. Sympt. 490. 491. 492. 493. 494. (Bacon). 495.497. 498. 499. Greding. t. 1er, p. 229.

mations franches ce que sont en pratique allopathique la saignée et les applications de sangsues, rendent l'emploi de ce précieux et héroïque médicament abusif. Sans doute, d'après Hahnemann, *les fièvres inflammatoires aiguës* peuvent être guéries par la plus petite dose d'aconit, quand il est parfaitement indiqué. Mais son action doit-elle dominer exclusivement la thérapie de toutes les maladies inflammatoires locales ou générales? Je ne le puis croire. Les effets caractéristiques de l'aconit, mieux connus, rendront son application beaucoup moins fréquente et, par suite, plus positive. Ses effets sur le moral doivent être pris surtout en considération, et l'on sait que ce caractère décide souvent en faveur d'un médicament, bien que les symptômes physiques se trouvent couverts par trois ou quatre autres substances médicamenteuses. En médecine pratique on ne peut jamais assigner d'une manière absolue un médicament quelconque à un état maladif *dénominatif*, tel que l'école et les préjugés d'une première éducation médicale nous les ont inculqués. De là, la nécessité d'INDIVIDUALISER tous les états morbides qui se présentent à l'observation, bien qu'il se trouve parfois des *constitutions médicales*, des épidémies où certains médicaments agissent d'une manière plus spéciale que d'autres déjà indiqués et conseillés par les auteurs; ainsi se trouvent expliquées et justifiées certaines assertions de Hahnemann qui paraissent trop absolues, par exemple: l'aconit dans *certaines* épidémies de croup, est recommandé comme le plus puissant de tous les moyens curatifs, ainsi que contre la Rougeole (*morbilli*), bien que pulsatille *Bry. coff*, etc., parfois soient plus appropriés; *drosera*, pour la coqueluche, etc., etc.

Nous devons sans doute avoir une grande déférence pour les idées et pour les assertions de Hahnemann; mais comme médecin et praticien, quelle que soit l'école à laquelle on appartienne, on ne peut et on ne doit accepter le *magister dixit*, qu'avec réserve et sous bénéfice d'inventaire.

BIBLIOGRAPHIE. — A. Stoerk *expériment. et observationes circa usum stramonii, hyoscyami, aconiti*, vendebonnœ 1762, in-8.— traduit en français par Lebègue de Presle. Paris, 1763. In-12. Busch. — *Recherche sur la nat. et le trait. de la phth. pulm.*, in-8°. Strasbourg, an XI. — J. Razoux. *Diss. Epistolaris de cicutà, stramonio, hyosciamo et aconito*. Nimes, 1781, in-8. — Encoutre et de Candolle. *Sur l'aconit des anciens*. 1813, in-8. — Richenbach, *Monographia generis Aconiti* Lipsiæ 1820, in-fol. — De l'aconit, *Gaz. de Sant.* 1834. — Rayer, *Dict. méd. et chirg. prat.* 1829. — *Journ. génér. de Méd.* VI. p. 186. — Vicat — *plant. ven. de la Suisse*, p. 7. Bouchardat. *Ann. de Thérap.* 1846. p. 27. — Pallas. *Thèse sur les poisons, faculté de Paris*, 1822, n° 15.— Orfila, *Med. Leg. t* 11. p. 54.— Trousseau et Pidoux, *tr. de thérapeutique et de matière médicale*. in-4°, édit. 1854,— *A. Teste. Systématisation prat. de la mat. med. homœop.* Paris, 1853.—Jahr. Man. de Méd. Homœop. 6e édit. Paris, 1855.

AGARICUS MUSCARIUS.

PATHOGÉNÉSIE DE L'AGARIC MOUCHE, ORONGE FAUSSE, CHAMPIGNON ROUGE.

AGARICUS MUSCARIUS. *Amanita muscaria* de Person. A. *pseudo-aurantiacus* De Bulliard. — Espèce du genre *agaricus*, de la famille des champignons, de la cryptogamie de Linné. L'agaric mouche ou moucheté, oronge fausse, champignon rouge, présente à sa naissance une forme ovale, et se trouve renfermé dans une espèce de *volva*, pied tubéreux, creux en vieillissant, de 10 à 15 centimètres de longueur, en chapeau d'abord bombé, plus tard horizontal, rouge écarlate, pourvu de amelles d'un blanc jaunâtre ; lamelles disposées en rayons qui s'avancent du centre à la circonférence; l'odeur en est désagréable et la saveur âcre et caustique.

L'analyse chimique, d'après Le Tellier, qui a appelé *amanitine* le principe vénéneux des oronges (amantia). L'amanitine, dont l'alcalinité est encore douteuse, est combinée avec le fungate de potasse dans ce genre de la famille des champignons créée par Haller. Pour l'usage homœopathique, on les cueille aux mois d'août et de septembre, on fait choix des sujets jeunes dont le pied n'est pas encore creux et dont le chapeau est bien voûté; après avoir coupé par morceaux le pied et le chapeau, nettoyés et dépouillés au préalable de leur épiderme, on verse dessus un volume d'alcool (à 33° cartier) égal au leur, on décante après trois jours de macération, et la liqueur ainsi obtenue constitue la *teinture-mère* dont on se sert pour préparer les Dilutions à l'alcool. *S. M. F. Hahn.* Les doses usitées *par l'expérimentation pure*, sont la teinture-mère, la Vme et Xme Puissance.

1° Physiologie relative au Rhythme, aux effets essentiels et concomitants de l'Agaricus Muscarius [1].

Le maximum d'action de ce médicament se manifeste le MATIN, APRÈS MIDI, le soir, la nuit, avec les caractères d'une DOULEUR

1. Circonstances et conditions sous l'influence desquelles s'améliorent ou s'aggravent les effets d'*agaricus muscarius* :

AMÉLIORATION : PAR LA CHALEUR EN GÉNÉRAL, — L'AIR CHAUD; *en se réchauffant ;* par la chaleur du lit, du poële. Dans l'obcurité. A L'AIR DE LA CHAMBRE; par un temps sec. *Vêtements* ou *couvertures chaudes*; *aliments chauds. le vin. Couché au lit. par le mouvement.* APRÈS S'ÊTRE LEVÉ DE SON SIÉGE. *En marchant. Par l'extension d'un membre. En ouvrant les yeux.* A jeun. *Pendant l'expiration.*

AGGRAVATION : AU SOLEIL. *Dans l'hiver.* PAR LE FROID EN GÉNÉRAL. PAR L'AIR FROID, *en devenant froid. Par la lumière en général.* A L'AIR LIBRE, par un temps humide. *En se découvrant*, en découvrant la tête. Les médicaments narcotiques. *Les aliments secs, —froids.* LES LIQUEURS ALCOOLIQUES EN GÉNÉRAL, *eau de vie. En repos, assis ; étant debout.* En s'appuyant. *Couché*, — *sur le côté malade.* APRÈS LE MOUVEMENT. *En fermant les yeux. A l'air libre. En se courbant. Par l'attraction d'un membre. Efforts intellectuels*, — physiques, — de la vue (en fixant un objet). *Après avoir mangé. En chantant.* PENDANT L'INSPIRATION, — la respiration. SUITES D'EXCÈS SEXUEL. PAR LA PRESSION EXTERNE. *Suites d'ivresse*, — de refroidissement, — DES RENVOIS.

SOURDE; — TIRAILLANTE DE HAUT EN BAS; — *tiraillante dans les parties externes*, dans *les os*, dans *les muscles*; — *de torsion*; — *tressaillante dans les parties externes*, *internes*; — *ardente externe*; — DE BRISURE DES PARTIES EXTERNES, *des os*; — *de foulure aux parties externes*; — *de pincements internes*; — *pressive du dehors en dedans*; — *pressive dans les parties externes*, *internes*; — *rongeante dans les parties externes*. Sensations : *de pesanteur des parties externes*, *internes*; — de plénitude des parties internes; — de fourmillement dans les parties externes; — de fatigue; — *d'une cheville enfoncée dans les parties externes*, internes; — d'âpreté (de rudesse) des parties internes; — de battement aux parties externes, internes; — de chaleur.

2° Psychologie.

Intellect affecté en général. Délire. Excitation. EXTASE. *Embarras de la tête.* OBNUBILATION (typhlosie), *vertige*. Indifférence. Méchanceté. Aversion pour la conservation. Horreur du travail. Manie timide ou fureur.

3° Affinité plus spéciale à certains tempéraments et constitutions.

Agaricus convient aux enfants, *aux femmes en général*, AUX INDIVIDUS QUI ABUSENT DES LIQUEURS ALCOOLIQUES, AUX SUJETS AYANT LES YEUX ET LES CHEVEUX BLONDS, aux constitutions sympathiques.

4° Généralités cliniques.

LES AFFECTIONS PRÉDOMINANT DANS LES PARTIES EXTERNES, OCCUPANT LA MOITIÉ DU CORPS EN GÉNÉRAL ET PLUS SPÉCIALEMENT LE COTÉ GAUCHE, OU QUI SE MANIFESTENT EN CROIX (par exemple au bras droit et à la jambe gauche) semblent rentrer plus particulièrement dans la sphère d'action thérapeutique de ce médicament, que l'on peut consulter dans CERTAINES *contractions des [parties externes* et internes (constriction); CHANCELLEMENT (titubation) en MARCHANT; DÉSIR D'ÊTRE ASSIS; SYSPASIE ÉPILEPTIQUE; FAIBLESSE GÉNÉRALE (lassitude, débilité); FRÉMISSEMENT DANS LES PARTIES EXTERNES; ENGELURES; INFLAMMATION DES MEMBRANES MUQUEUSES; FLACCIDITÉ DES MUSCLES; *noircissement des parties externes*; *paralysie des membres*; *hémiplégie*; *polysarcie* (obésité); RÉTRÉCISSEMENTS A LA SUITE DES INFLAMMATIONS; HYPERESTHÉSIE (sensibilité très-grande à la douleur); *blennorrhée*; *sécheresse des parties internes ordinairement humides*; SPASMES CLO-

NIQUES; *tremblement des parties externes*; *faiblesse musculaire du corps. Eréthisme physique* (très-grande irritabilité). *Epilepsie*; *convulsions*; *contorsion*, *distorsion*, *curvation des membres*. Faiblesse par abus du coït; douleurs ostéocopes des jambes.

INDIVIDUALITÉS CLINIQUES. — Appareil de relation (tête). *Cavité cérébrale en général*; — *région coronale*; — *temporale*; — *pariétale*. HÉMICRANIE, — DROITE. *surface externe du crâne* : CHEVEUX BLONDS. *Mouvements de la tête. Paupières en général*; ANGLES PALPÉBRAUX; ANGLE PALPÉBRALE INTERNE. *Iris contractée*, —*dilatée*; FAIBLESSE DE LA VUE; PERTE MOMENTANÉE DE LA VUE; *obscurcissement de la vue*; *myopie*; *amaurose*; cataracte. On voit des couleurs *foncées*; — *les objets voilés*. Diplopie; apparition de mouches volantes (MYODOPSIE); *taches*, figures, grimaces. *Cavité nasale en général* : *on mouche du mucus avec du sang*; *Sensibilité de l'odorat*. Teint bleuâtre; — gras, luisant; — *rouge*. Siége des sensations : *front*; *pommettes*; MACHOIRE SUPÉRIEURE, — INFÉRIEURE; MENTON. ODONTALGIE EN GÉNÉRAL; DENTS INCISIVES, — DENTS SUPÉRIEURES, INFÉRIEURES. *Gencives supérieures*; — internes.

Appareil digestif. — *Langue* (glossonose); *enduit de la langue*; *fétidité de l'haleine. anoréxie*, *faim*, — *sans appétit*. Adipsie; répugnance pour le pain. Goût fade; — nauséabond. *Eructions*, HOQUETS. Gastrose; *côtés du ventre*; hypogastre; anneau inguinal. *Physanogie* (BORBORYGMES) *Diarrhée*, — *douloureuse*; *scybalochézie*. Evacuation muqueuse, d'odeur très-fétide. *Epiphénomènes pendant*, — après *la selle*.

Appareil génito-urinaire. — URINE PALE; — *fétide*; — visqueuses. *Besoin d'uriner en général*; — *sans résultat*; *émission peu abondante*, — *très-rare. Satyriasis. Agénésie. Priapisme. Alagnie.* SOUFFRANCES A LA SUITE DU COÏT; — *De pollutions. Règles trop abondantes*; longue durée.

Appareils respiratoire et hémostasique. — *Coryza fluent*, — sec. Sécrétion : *aqueuse*. Errhinie. Respiration profonde, — accélérée, — lente. Dyspnée, *haleine fétide*. Toux : —*avec*, — sans *expectoration*; — expectoration de qualité aqueuse; — desséchée — muqueuse. Larynx. Alamprophonie. Stethonosie, battements de cœur. POULS INTERMITTENT, — INÉGAL, — *lent*, — plus lent que les battements du cœur; — *petit*.

Tronc appareil locomoteur. — Cou. *Surface externe du thorax*; — *partie inférieure. Mamelons.* Nuque. *Psoanosie*; *sacrum*;

COCCYX. Extrémités supérieures : os et articulations en général : *olécranon*; *main en général*; *doigts.* extrémités inférieures : OS EN GÉNÉRAL. *Région coxo-fémorale en général* : *Cuisses en général : cuisses, région antérieure* : *jambes*; TIBIA; *mollets*; *cou-du-pied*; DOIGTS DE PIEDS; grand orteil; Gras d'orteil.

Dermatoses — PEAU ROUGE; — *flasque*; — *graisseuse*; douleur de la peau : *douleur lancinante*; — *rongeante*; DESQUAMATION; VULNÉRABILITÉ; (sensibilité très-grande). *Température brûlante, ardente*; *sensation de froid externe. Exanthème en général* : — confluent, — en forme de grappe, — *fin*, — *douloureux*; — *squameux*. Douleur de l'exanthème : DÉMANGEANTE, — *ardente*, *Brûlante*. Couleur de l'exanthème : *blanchâtre*, — jaunâtre. ENGELURES, *Excoriation. Loupe. Miliaire blanche.* TUBÉROSITÉS (forme tubéreuse). *Prurit brûlant*; — *châtouillant*; — *rongeant*. Suites du frottement : douleur d'écorchure; *rougeur de la peau*; *tubercules*. Annexes de la peau : chute des favoris; — des sourcils. *Cors en général*; — *grande sensibilité*; — pression; — élancements; — douleur d'excoriation. Ostéalgies : *Douleur de brisure*; — lancinante; — TIRAILLANTE.

Bâillements, Sommeil, Rêves et fièvres. *Bâillements en général* : épiphénomènes. *Somnolence*; — *avant midi*; — APRÈS MIDI. Position pendant le sommeil : les jambes écartées. Sommeil agité, non réparateur. TYPHONIE (coma vigil). Insomnie avant minuit. Rêves en général; — contrariants; — anxieux. — fièvres : *frissons en général : légers*; — *sans soif*; *sensation de froid aux parties externes. Chaleur extérieure*; — *avec répugnance à se découvrir*; chaleur avec soif. Sueur : — *à la partie antérieure du corps*; — à la partie supérieure du corps; *facilité à transpirer. Sueur grasse.* Fièvre composée de frissons à l'extérieur, chaleur à l'intérieur; — et *vice versâ*; souffrance pendant la fièvre.

5° Sphère élective d'action sur certaines parties de l'organisme.

COTÉ GAUCHE.	COTÉ DROIT.
Intérieur de la tête. extérieur de la tête. *OEil.* Oreille. *Nez.* DENTS. *Hypocondre.* ventre. Anneau inguinal. *Parties génitales. Poitrine.* REIN. Partie supérieure du corps. PARTIE INFÉRIEURE DU CORPS. *Parties du corps en général.* Symptômes fébriles.	*Intérieur de la tête.* EXTÉRIEUR DE LA TÊTE. OEil. *Oreille. Face.* Dents *Hypocondre.* Ventre. Poitrine. Rein. Partie supérieure du corps. Partie inférieure du corps. Parties du corps en général.

Sacrum. *Bas gauche.*
Haut droit.

Affinité médicamenteuse : BELL. CALC. LACH. LYC. COCC. N : ACID.

N. VOM. PÉTRL. PHOSPH. PULS. SEP. SIL. SULPH. COFF. RHUS. MERC. CHIN. STRAM. Antidotes. *Camph.* coff. puls. Vinum. N : ACID.

RÉSUMÉ ANALYTIQUE. — L'action *d'agaricus muscarius* se porte *spécialement à gauche*, *sur les parties du corps en général*, *L'œil*, *le nez*, LES DENTS, les *parties génitales*, la *poitrine*, le REIN et la PARTIE INFÉRIEURE DU CORPS, tandis qu'au côté droit elle affecte plus particulièrement *l'intérieur et* L'EXTÉRIEUR DE LA TÊTE, *l'oreille*, *la face*, et également *l'un et l'autre hypocondre*. Le MATIN, APRÈS MIDI, s'observe le paroxisme de ses effets caractérisé par une douleur SOURDE ; — TRACTIVE DE HAUT EN BAS ; — DE BRISURE AUX PARTIES EXTERNES, etc., etc. Une sensation de *pesanteur des parties externes et internes*, etc., etc. ; Une manie timide ou furieuse, *une répugnance pour la conversation* et le travail, etc., etc., s'observent comme effets psychologiques. La CHALEUR EN GÉNÉRAL, le *mouvement*, améliorent les symptômes, ils sont exaspérés par le FROID EN GÉNÉRAL, les LIQUEURS ALCOOLIQUES, le REPOS SURTOUT APRÈS LE MOUVEMENT, la PRESSION EXTERNE et les EXCÈS SEXUELS, etc., etc. Son application, comme moyen thérapeutique, convient surtout aux affections des *femmes en général*, des enfants, des INDIVIDUS qui ABUSENT DES LIQUEURS FORTES, des sujets ayant LES YEUX ET LES CHEVEUX BLONDS, et aux tempéraments lymphatiques.

L'agaricus muscarius peut trouver son indication dans certains frémissements des parties externes; la titubation en marchant, l'épilepsie, l'inflammation des muqueuses, l'hémicranie droite, certaines ophthalmies et blépharophthalmies siégeant aux angles palpébraux internes, la myopie ; l'amblyopie amaurotique ; odontalgies en général des incisives supérieure et inférieure ; l'expulsion abondante de flatuosités fétides, alliacées ; diarrhée douloureuse, ou constipation. Emission d'urine jaune citron, claire et *fétide*. Souffrances à la suite du coït; très-grande sensibilité à la douleur. ENGELURES ; desquamation et vulnérabilité de la peau. *Miliaire blanche.* Déchirements dans les membres inférieurs, comme dans la moëlle des os. Grande faiblesse des muscles du dos : etc., etc. Les incommodités ou symptômes déterminés par ce remède, se manifestent souvent *en sautoir* (c'est-à-dire au bras droit et à la jambe gauche) ; c'est en marchant lentement, que le plus ordinairement on se trouve le mieux.

L'agaric mouche ou moucheté, ainsi nommé, soit que l'on ait observé que les mouches évitent son contact qui a la propriété de les faire périr ainsi que les punaises de lit [1], soit qu'il doive sa seconde dénomination aux parties blanches de son *volva*, qui, par plaques isolées, demeurent adhérentes à sa surface externe, légèrement visqueuse.

(1) Murray, App. Med. t. v. p. 550.

Il est, au rapport de Bulliard, moins vénéneux qu'on le suppose, en ayant mangé plus de deux onces sans accidents. Cependant les chiens et les chats auxquels on en fait avaler, périssent en deux ou trois heures.

Les peuplades du nord, les Ostiaks, les Kamts-chadales, etc., font de *l'agaricus* le même usage que les orientaux de l'opium pour se procurer une sorte d'ébriété pleine de visions fantastiques, qui n'a pas pour eux les inconvénients de l'ivresse déterminée par les liqueurs alcooliques. Ce qu'il y a de remarquable au rapport de Landsdorff (Dissert *sur l'agaricus muscarius*), c'est que l'urine de ceux qui ont usé de ce champignon devient elle-même enivrante, et que ces peuples la boivent pour s'enivrer, propriété qui se transmet jusqu'à la quatrième et cinquième personne. Cet usage, quelqu'étrange qu'il puisse paraître à notre civilisation européenne, témoigne du moins de la divisibilité infinie d'un principe dynamisé, est pourtant assez commun dans certaines provinces, parmi les gens de la campagne, qui, pour *couper* la fièvre à type tierce ou quarte, surmontent la répugnance invincible pour beaucoup, de recourir à un pareil moyen, parfois suivi de succès, il faut le reconnaître, et en somme à l'ignorance près de son origine, serait-il plus désagréabe qu'un tas de breuvages repoussants par l'aspect et l'odeur dont la polypharmacie le plus souvent gorge ses malades.

Reinhard a employé la teinture de l'oronge fausse contre *la teigne*, les *exfoliations de la peau*, et l'a administrée même à l'intérieur avec succès dans les *toux opiniâtres*, *avec expectoration muqueuse*, ou *purulente*, seule ou combinée avec le charbon en poudre [1]. Murray l'avait indiqué contre les *tumeurs dures*, *glanduleuses*, les *fistules lacrymales*, *les taies de la cornée*, pour adoucir les paroxysmes *de l'épilepsie*, combattre *le tremblement des membres*, *les convulsions*, *l'induration des amygdales* et *de quelques autres glandes*, et à l'extérieur pour penser les *ulcères cancéreux*, *calleux* [2].

Cette pathogénésie de l'*agaricus muscarius* trop peu connue rend son application thérapeutique pour ainsi dire nulle, ce qui est doublement regrettable, vu l'importance des médicaments héroïques avec lesquels ce produit indigène a la plus grande affinité, et cette assertion vraie de Pline, relative aux substances médicinales en général, UBI VIRUS, IBI VIRTUS ?

BIBLIOGRAPHIE. — Gruner (C. C.) *De virtutibus agarici muscarii, tam in internis quam in externis.* — Ienæ 1778, Le tellier. Essai sur les propriétés chimiques et toxiques du poison des agaries à volva, thèse ; Paris, 1826. in-4°. Orfila. Leç. de méd. leg, T. III. p. 324. in-8. 1828. Merat. deleus. Dict. univ. de mat. méd. T. I. Paris 1829.

1. *Bulletin des sc. méd.* Ferussac 1. 365.
2. *Jour. analyse de méd.* 1. 542.

TOULOUSE. — IMPRIMERIE V^{e}. SENS ET P. SAVY,
Allée Louis-Napoléon, 10 bis.

www.ingramcontent.com/pod-product-compliance
Ingram Content Group UK Ltd.
Pitfield, Milton Keynes, MK11 3LW, UK
UKHW020454220726
13923UKWH00006B/2545